AF273619

Yashi Kunz

DER ELEKTROMAGNETISCHE BLUTTEST

Eine Methode, die Art und das Ausmaß
organischer Erkrankungen zu untersuchen

Lightball Media

Die Deutsche Nationalbibliothek verzeichnet diese Publikation in der Deutschen Nationalbibliografie; detaillierte bibliografische Daten sind über die Internetadresse www.d-nb.de abrufbar.

© Yashi Kunz, Berlin (www.yashi-kunz.de)
4. Auflage 2014 (Auflagen 1999 und 2004 im Verlag Wissen und Handeln)
Verlag: Lightball Media (www.lightball-media.de)
Lektorat: Christian Blöss (www.cbloess.de)
Herstellung: Books on Demand GmbH, Norderstedt (www.bod.de)
ISBN 978-3-939895-04-6

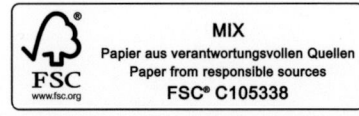

MIX
Papier aus verantwortungsvollen Quellen
Paper from responsible sources
FSC
www.fsc.org
FSC® C105338

Inhaltsverzeichnis

Vorwort zur aktuellen Auflage

Was ist ein Elektromagnetischer Bluttest? Was vermag er über den Menschen auszusagen und wie unterscheidet er sich darin von anderen Testungen des Blutes? Auf welche Weise kommen seine Aussagen zustande und wie lassen sie sich zugunsten der Gesundung eines Menschen nutzen?

Damit all diese Fragen weiterhin auch unabhängig von einem persönlichen Gespräch zufriedenstellende Antworten bekommen können, erscheint dieses Büchlein nunmehr in einer vierten Auflage.

Yashi Kunz
Berlin, März 2014

Vorwort zur ersten Auflage

Anfang der 80er Jahre wurde ich auf ein besonderes diagnostisches Hilfsmittel aufmerksam: Aus einem Tropfen Blut konnte damit sowohl der Zustand als auch die toxische Belastung eines jeden Organs des menschlichen Körpers erschlossen werden. Ich begann, diese Testmethode für meine Patienten einzusetzen und konnte unmittelbar feststellen, dass dieser „Elektromagnetische Bluttest" sehr differenzierte Aussagen über den Zustand der Organe erlaubt und deshalb auch sehr feine Unterscheidungen für die Therapie möglich macht. Seitdem habe ich diesen Test als grundlegendes Hilfsmittel bei der Gestaltung der Therapie schätzen gelernt und schlage ihn meinen Patienten in der Regel auch als Basis für die umfassende Diagnose ihres Gesundheitszustandes vor.

In der täglichen Praxis kann ich meinen Patienten den Elektromagnetischen Bluttest meist nur in Grundzügen erklären, denn der Schwerpunkt des Gespräches liegt naturgemäß bei den therapeutischen Maßnahmen zur Wiederherstellung ihrer Gesundheit und nicht so sehr in den Methoden zur Diagnose. Ich erachte es dennoch für außerordentlich wichtig, dass der Patient die vielfältigen Informationen, die von dem Test eröffnet werden, auch selbst zu nutzen beginnt, um so zu einem besseren Verständnis und Umgang mit seiner Krankheit zu kommen. Diese Informationsbroschüre ist als Unterstützung auf dem Weg der Selbstheilung gedacht.

Das Buch beginnt mit einem Kapitel, das Fragen und Themen anschneidet, die in der täglichen Praxis immer wieder eine zentrale Rolle spielen. Dazu wird auf die Bedeutung von Blutuntersuchungen im allgemeinen eingegangen und dann die Breite und Tiefe der Informationen betrachtet, die sich mit Hilfe des Elektromagnetischen Bluttestes gewinnen lassen. Daran schließt sich eine Kurzbeschreibung des Testverfahrens selber an, mit der auch einige Erläuterungen verbunden sind, wie die Testergebnisse interpretiert werden sollten und welche Bedeutung sie im Rahmen einer Therapie erlangen können.

Das zweite Kapitel wendet sich an Leser, die sich über die Durchführung des Testes im Labor genauer informieren wollen. Er findet hier eine Beschreibung der dafür benötigten Vorrichtungen und Instrumente und auch eine Erläuterung der Voraussetzungen und Regeln, die der Durchführung des Testes auf Organbeeinträchtigungen und -belastungen zugrunde liegen.

Das dritte Kapitel geht auf die Absichten und Zielsetzungen des Therapeuten ein. Hier wird die Art der Darstellung und Interpretation der Ergebnisse aus dem Elektromagnetischen Bluttest ausführlich erklärt und es wird die Bedeutung herausgearbeitet, die umfassende Informationen über die verschiedenen Organe für die Arbeit des Therapeuten besitzen.

Im vierten Kapitel werden die verschiedenen Funktionsebenen des Testes beschrieben, um ein ganzheitliches Verständnis dieser Methode zu ermöglichen. Ein kurzer Blick auf die Entdeckung und Entwicklung des Elektromagnetischen Bluttestes im fünften Kapitel und ein abschließendes Glossar, das wichtige Fachbegriffe erklärt, vervollständigen diese Darstellung.

Für den Prozess der Heilung wünsche ich mir mehr als eine Therapie, die sich auf den Aufbau und die Kräftigung der Physis des Patienten beschränkt. Physis und Psyche bilden eine untrennbare Einheit. Deshalb ist es ideal, wenn Patienten auch Erfahrungen machen, wie die eigenen psychischen Strukturen durchgearbeitet und aufgehellt werden können. Diese Möglichkeit besteht durch eine Meditationspraxis, die Lösungs- und Verarbeitungsprozesse der Psyche auslöst und unterstützt.

Maßnahmen zur Heilung von Physis und Psyche können nicht voneinander getrennt werden, sie haben vielfältige Berührungspunkte und leiten automatisch ineinander über. So wird in diesem Büchlein, das das Erkennen physischer Krankheit zum Thema hat, auch die Bedeutung der Psyche für deren Entstehung und Heilung angesprochen. Umgekehrt sollte in jedem Buch über Meditation auch die Gesundheit des Körpers eine wichtige Rolle spielen, denn diese ist eine Voraussetzung, unter Umständen auch ein erstes Ziel der Meditation.

Egal, unter welchem Blickwinkel das Thema „Krankheit und Gesundheit" betrachtet wird, es stellt sich stets heraus, dass vielfältige wechselseitige Beziehungen zwischen allen Ebenen existieren. Heilung stellt sich dort ein, wo dies berücksichtigt und für die Therapie nutzbar gemacht wird.

Yashi Kunz
Berlin, Mai 1999

1. Der Elektromagnetische Bluttest in der täglichen Praxis

1.1 Der Nutzen des Elektromagnetischen Bluttestes für den Patienten

Krankheit erwächst nicht wirklich zufällig, sondern gründet auch in Ereignissen und Handlungen, an denen der Patient durch seine persönliche Art einen grundlegenden Anteil hatte. Wenn der Patient seine Krankheit in diesem Sinne annimmt, dann öffnet sich ihm ein Weg, wie er bestimmte Muster in seinem Verhalten und damit in seiner Persönlichkeit erkennen und klären kann. Krankheit steht immer mit solchen Mustern im Zusammenhang, sie spiegelt sie sogar auf getreue Weise wieder.

Die detaillierte Bestandsaufnahme des Zustandes aller Organe des Patienten, die durch den Elektromagnetischen Bluttest möglich wird, hilft nicht nur dem Behandler bei der Gestaltung der Therapie. Ich würde mir wünschen, dass auch der Patient die Testergebnisse als Informationsbasis für ein tiefergehendes Verständnis seiner Krankheit und damit seiner persönlichen Situation nutzt. Diese Broschüre soll ihn dabei anleiten und unterstützen.

1.2 Der Stellenwert des Blutes für die medizinische Diagnostik

Jeder Tropfen Blut befindet sich in ständiger Wanderschaft durch den gesamten menschlichen Körper. Der fortwährende Austausch mit den Organen im Rahmen des Stoffwechsels aber auch im Rahmen der Funktion des Immunsystems führt dazu, dass das Blut zum Träger vielfältigster Informationen wird. Das betrifft nicht nur den gegenwärtigen Zustand des Körpers, sondern auch früher durchlebte Krankheiten. Das Blut ist ein einzigartiger Speicher von Daten aus der Krankheitsgeschichte. So erklärt sich die zentrale Stellung von Blutuntersuchungen im Heilwesen.

In vielen Gebieten der Medizin werden Informationen über materielle Eigenschaften des Blutes genutzt, um die Funktionsfähigkeit einzelner Organe des menschlichen Körpers zu beurteilen. Der Elektromagnetische Bluttest beruht hingegen auf der Untersuchung des Schwingungsverhaltens des entnommenen Blutes. In diesem Schwingungsverhalten offenbaren sich sowohl momentane Funktionsschwächen einzelner Organe als auch die Anwesenheit belastender Stoffe, welche sich infolge dieser Organschwächen oder auch infolge äußerer Einflüsse angesammelt haben.

Krankheit ist ein Ausdruck aller Störungen des optimalen Fließgleichgewichtes im Körper, die bis zu dem Moment des Krankheitsausbruchs unbewältigt geblieben sind und die zusammen ein Ausmaß erreicht haben, welches Gesundheit nicht mehr zulässt. Der Elektromagnetische Bluttest erschließt aus einem Tropfen Blut Informationen über Art und Ausmaß solcher Störungen für jedes Organ des Körpers. Deshalb bietet er eine ideale Grundlage für die Gestaltung einer Therapie, die die grundlegende Regeneration und Heilung des Kranken zum Ziel hat.

Ein Mensch, dessen Blut im Rahmen dieses Testes keine Reaktion mehr auslöst, weist demnach weder Organbeeinträchtigungen noch irgendwelche toxischen Belastungen auf. Die Kommunikation zwischen den Zellen seines Körpers ist dann frei von jeder Art an Behinderungen, die letztlich infolge unbewusster seelischer Speicherungen bestehen und als Krankheitsauslöser auftreten können. Die Krankengeschichte eines geheilten Menschen hat zwar eine lückenlose feinstoffliche Speicherung, doch diese Speicherungen stehen dem Bewusstsein nunmehr so zur Verfügung, dass eine unkontrollierte Rückwirkung in die Physis, die eine entsprechende Austestung durch den Elektromagnetischen Bluttest zur Folge hätte, nicht mehr stattfinden kann.

1.3 Die Bandbreite der Informationen aus dem Elektromagnetischen Bluttest

Der Elektromagnetische Bluttest ermöglicht eine komplette Aufnahme des körperlichen Zustandes eines Menschen. Dafür wird in einem Labor in einer Testreihe untersucht, wie die Blutprobe des Patienten mit verschiedenen Testsubstanzen in Wechselwirkung steht. So kann für jedes Organ des Körpers eine Angabe über die Art seiner Beeinträchtigung und deren jeweiliges Ausmaß gemacht werden.

Dabei unterscheidet man zwei verschiedene Formen der Beeinträchtigung: Sie kann in einer Schwächung bzw. Störung der Zellfunktionen bestimmter Organe liegen, sie kann aber auch infolge einer generellen Belastung der Organe mit sogenannten Toxinen entstehen, die sich letztlich störend auf die Zellfunktionen auswirken. Der Einfluss von Toxinen auf den Zustand der Organe wird in Kapitel 2.7 beschrieben. Auch das Glossar bietet einen kurzen Überblick. Für einen vollständigen Test werden also stets zwei Testreihen durchgeführt:

1. Bestimmung der Beeinträchtigung einzelner Organfunktionen,
2. Bestimmung der generellen Belastung durch Toxine.

Beide Testreihen – für Organe und für Toxine – beruhen auf dem Einsatz je eigener Testsubstanzen. Das Ausmaß der Belastung wird generell mit Zahlenwerten zwischen Null und Sechzig angegeben. Je größer dieser Wert im einzelnen ist, desto geringer ist die jeweilige Beeinträchtigung bzw. Belastung anzusehen. Eine kurze Übersicht zur Interpretation der Testergebnisse bringt das Kapitel

1.5, während weitergehende Details in Kapitel 3.3 angesprochen werden.

Bei dem Test auf Organbelastungen wird zusätzlich unterschieden, ob Zellfunktionsschwächen oder ob Zellmembranstörungen vorliegen. Von Zellfunktionsschwäche wird gesprochen, wenn der Belastung eine graduelle Beeinträchtigung des Zellstoffwechsels zugrunde liegt, von Zellmembranstörungen hingegen, wenn sich eine Tendenz für die Zellen eines Organs abzeichnet, in ihrer Arbeit und Vermehrung von der bestimmungsgemäßen Funktion abzuweichen. Diese Unterscheidung ermöglicht wichtige Konsequenzen für die Gestaltung der Therapie.

Als abschließende Maßnahme werden bei einem solchen Test diejenigen Medikamente bestimmt, deren Anwendung erwarten lässt, dass die Zellen der beeinträchtigt bzw. belastet vorgefundenen Organe sich optimal regenerieren können. Und aus der Art der toxischen Belastungen ergeben sich direkt die anzuwendenden Mittel, die zur Ausleitung bzw. zur Verarbeitung der Toxine führen. In der Therapie wird darauf geachtet, die belastenden Stoffe unmittelbar zu Beginn auszuleiten. Auf diese Weise wird eine günstige Grundlage für die Regeneration der Organe geschaffen.

1.4 Die Durchführung des Elektromagnetischen Bluttestes im Labor

Für die Erarbeitung und Feststellung der Testergebnisse wird die Blutprobe in einem speziell dafür eingerichteten Labor mit einzelnen Testsubstanzen über einen elektromagnetischen Schwingkreis in Wechselwirkung gebracht. Das jeweilige Testergebnis ergibt sich aus einer gleichzeitigen Messung des Hautwiderstandes einer Testperson im Labor. Eine Entsprechung zwischen der Blutprobe und einer bestimmten organischen Beeinträchtigung bzw. toxischen Belastung (wie sie von der jeweiligen Testsubstanz repräsentiert wird) liegt immer dann vor, wenn sich der Hautwiderstand dieser Testperson messbar auf einen Normalwert[1] einstellt. In ähnlicher Weise werden auch die günstigen Medikamente ermittelt.

Die verwendeten Testsubstanzen decken grundsätzlich alle vorkommenden organischen Beeinträchtigungen ab. Sie liegen jeweils in einer Abstufungs- oder Potenzreihe vor, um das ganze Spektrum der Beeinträchtigungen – von schwersten bis hin zu ganz leichten – erfassen zu können. Die Skala möglicher Entsprechungen („Resonanzskala") reicht also von Zuständen minimaler Verstimmung bis zu dem Bereich, in dem bereits eine Veränderung bzw. Degeneration eines Organs vorliegt.

---

1 Für Interpretation und Feststellung dieses Normalwertes siehe das Kapitel 2.4.

Zusätzlich ist von entscheidender Bedeutung, bei den Tests auf Beeinträchtigung der einzelnen Organe jeweils zwischen Zellfunktionsschwächen und Zellmembranstörungen unterscheiden zu können (siehe Abschnitt 1.6). Zur Unterscheidung auf dem Testbogen werden Angaben über ausgetestete Zellmembranstörungen stets in roter Farbe oder in Verbindung mit anderen Markierungen wie Unterstreichung oder Einkreisung angegeben, um sie von den Angaben über ausgetestete Zellfunktionsschwächen zu unterscheiden.

Das Kapitel 2 dieser Broschüre bringt eine ausführliche Beschreibung der Voraussetzungen, Regeln und Verfahren, die für die Durchführung des Testes in einem Labor eingehalten werden müssen, um die Vergleichbarkeit und die Reproduzierbarkeit der Testergebnisse zu garantieren.

1.5 Die Bedeutung der Testergebnisse für den Patienten

Der Elektromagnetische Bluttest erlaubt unter bestimmten Umständen die Aussage, dass ein Mensch in physischer Hinsicht völlig gesund ist. Das trifft nämlich zu, wenn weder Zellfunktionsschwächen bzw. Zellmembranstörungen in irgendeinem Organ noch irgendwelche toxischen Belastungen nachgewiesen werden können (nur „Null" bzw. „Ø" auf allen Positionen). Dieser Zustand wird jedoch so gut wie nie anzutreffen sein, denn solange ein Mensch lebt, befindet sich der Körper in einem Wechselspiel sowohl mit seiner Umwelt als auch mit der Psyche. Leben auf körperlicher Ebene geht mit Ungleichgewicht und deshalb mit Ausgleichsbewegungen einher und so wird ein Testergebnis fast immer auch solche Ergebnisse aufweisen, die zu einer Veränderung auffordern.

Unter diesem Aspekt lassen sich bestimmte zeitweise nachgewiesene Organschwächen und -belastungen durchaus auch als Zustände auffassen, die allein im Rahmen normaler Lebensführung vollständig wieder zurückgebildet werden können. Der Übergang zu Beeinträchtigungen, die dagegen ohne eine Änderung der Lebensführung nicht mehr bewältigt werden könnten, ist fließend. Auch „Umbrüche" sind Teil des normalen Lebens und mit Sicherheit enthält die Biographie jedes Menschen auch Abschnitte, die sich auf der Ebene des Elektromagnetischen Bluttestes als kritisch herausgestellt hätten, obwohl sie von dem Betreffenden dann auch ohne besondere Hilfe von außen zum Guten gewendet werden konnten.

Dieser Test kommt der Erfahrung nach meist erst dann zum Einsatz, wenn Krankheit und damit die Notwendigkeit von Hilfsmaßnahmen bereits offensichtlich geworden ist. Diese Hilfsmaßnahmen müssen auf die Behebung aller Störungen des ursprünglichen optimalen Fließgleichgewichtes im Körper abzielen, denn erst dann kann sich Gesundheit auf einem Niveau einstellen, welches auch erhalten bleibt. Dazu gibt es klare Richtlinien, nach denen therapeutisch vorgegangen werden sollte. Ausführlich werden diese in Kapitel 3 im Zusammenhang mit einer Betrachtung der Darstellung und Interpretation der Testergebnisse erörtert. An dieser Stelle möchte ich nur einige grundsätzliche Anmerkungen machen.

Eine der wichtigsten Regeln besagt, dass Zellmembranstörungen in jeglichem Organ grundsätzlich ausgeheilt werden müssen, d.h. wenigstens solange, bis die Beeinträchtigungen nur noch als Zellfunktionsschwächen auftreten. Die besondere Aufmerksamkeit gilt dabei den Beeinträchtigungen all jener Organe, die für das Immunsystem, die Durchführung des Stoffwechsels und die hormonelle Steuerung von zentraler Bedeutung sind. Dazu gehören Organe wie beispielsweise die Leber, die Bauchspeicheldrüse aber auch die Hypophyse.

Die vielschichtige Abhängigkeit der Organe des Körpers untereinander verlangt immer eine sorgfältige Abwägung, von welchem der geschwächten Organe die weitreichendsten Auswirkungen auf den übrigen Körper ausgehen können und wo eine Therapie dann vorrangig ansetzen sollte. Eine umgehende Ausleitung der toxischen Belastungen ist dabei ebenso wichtig wie die Einhaltung der vorgeschlagenen Ernährungshinweise, um eine von Beginn an effektive Ausheilung der Organe zu unterstützen.

1.6 Die Chancen aus einer umfassenden Untersuchung des körperlichen Zustandes

Der Elektromagnetische Bluttest wird also eingesetzt, um ein detailliertes Bild vom Zustand aller Organe des Patienten zu erhalten. Eine derartig umfassende Untersuchungsmethode ist von entscheidender Bedeutung für die Gestaltung der Therapie, weil sich Krankheitsursachen erst aus detaillierten Informationen über den Zustand aller Organe, welche in vielschichtigen Wechselbeziehungen zueinander stehen, erkennen lassen.

Die vorübergehende Schwäche einzelner Organe bedeutet meistens nicht, dass eine Krankheit ausbricht. Der Körper ist im allgemeinen kräftig und ausreichend flexibel genug, um punktuellen Schwächen völlig autonom mit Ausgleichsmaßnahmen begegnen zu können. Krankheit lässt sich deshalb eher als Resultat eines längeren Prozesses begreifen, in dem sich das innere Gleichgewicht des Körpers immer weiter verschiebt. Das geht solange und soweit, bis die bestimmungsgemäße Funktion des Körpers im allgemeinen und die einzelner Organe im besonderen nicht mehr möglich ist. Der Mensch wird krank.

Zwar mögen das Empfinden des Patienten und auch die auffälligen Symptome auf ein bestimmtes Organ hinweisen. Doch erst die Untersuchung aller Organe, die mit diesem in Wechselbeziehung stehen, kann zu einer Erkenntnis des Ursachenspektrums der Krankheit führen. Deshalb erschöpft sich eine Therapie auch nicht in der Behandlung einzelner Organe, sondern umschließt den Aufbau und die Stärkung aller mitbetroffenen Organe.

Das Prinzip, dass „Jedes mit Jedem in Verbindung steht", hat hier seinen perfekten Ausdruck und zur unmittelbaren Konsequenz, dass die Regenerierung aller Organe des Kranken regelmäßig als entscheidende Grundvoraussetzung seiner Heilung betrachtet werden muss. Der Elektromagnetische Bluttest bildet also eine entscheidende Informationsbasis, um eine Therapie genau und effektiv auf den tatsächlichen Zustand des Körpers abstellen zu können.

2. Die Durchführung des Elektromagnetischen Bluttestes

2.1 Die grundlegenden Merkmale des Elektromagnetischen Bluttestes

Die Erfahrung hat gezeigt, dass ein Test mit getrocknetem Blut zu demselben Ergebnis führt wie der mit frisch entnommenem Blut. Daraus kann geschlossen werden, dass wesentliche Informationen aus dem Blut sich nicht nur aus dem stofflichen bzw. organisch-chemischen Zustand des Blutes ableiten. Die Informationen aus der Blutprobe, die durch den Test erbracht werden, liegen auch in einem anderen Bereich vor, der als feinstofflich bezeichnet werden kann.

Ein Gleiches gilt für die verwendeten Testsubstanzen. Sie repräsentieren bei zunehmender Stufe der Potenzierung[2] einen immer geringeren Grad der Organbeeinträchtigung. Hier liegen wesentliche Anteile der Information ebenfalls auf feinstofflichen Ebenen vor, zumal bestimmte physikalisch-chemische Informationen – Informationen über Gewebestrukturen bis hin zu solchen über chemische Grundbestandteile – jeweils ab einem

---

2 Die verwendeten Fachbegriffe werden im Glossar am Ende des Buches näher erläutert.

bestimmten Potenzierungsgrad nicht mehr vorliegen können.

Die Testperson setzt sich einem elektromagnetischen und feinstofflichen Informationsfeld aus, das durch die Wechselwirkung zwischen Blutprobe und Testsubstanz entsteht. Es findet eine körperliche Umsetzung dieser Informationen bei der Testperson statt, indem sie für den Fall einer Übereinstimmung zwischen Blutprobe und Testsubstanz mit der messbaren Änderung ihres Hautwiderstandes reagiert.

Das Verständnis der Grundlagen des Elektromagnetischen Bluttestes weist faszinierende Entsprechungen zu dem Verständnis von Krankheit und Gesundheit auf. Das Kommen und Gehen von Krankheit bleibt ohne die Betrachtung und Berücksichtigung aller Ebenen der menschlichen Existenz – Körper, Seele und Geist – ein Rätsel und offenbart erst in ganzheitlicher Betrachtungsweise seine Logik und Dynamik. Die menschliche Existenz besteht demnach in stofflichen und feinstofflichen[3] Bezügen, die ein unglaublich vielschichtiges Netz von Ursachen und Wirkungen entfalten.

Genau das kommt auch bei dem Elektromagnetischen Bluttest zur Geltung: Auf stofflicher Ebene wird die Wechselwirkung zwischen Blutprobe und Testsubstanz durch einen elektromagnetischen Schwingkreis vermittelt. Die Testperson erschließt

---

3　Im Kapitel 4 wird das Miteinander stofflicher und feinstofflicher Bezüge bei dem Elektromagnetischen Bluttest eingehend betrachtet, um eine Basis für das ganzheitliche Verständnis dieser Methode herauszuarbeiten.

darüber hinaus eine feinstoffliche Informationsbasis aus der Blutprobe, indem sie sich für eine Wechselwirkung mit der Blutprobe und verschiedenen Testsubstanzen zur Verfügung stellt. Die Entsprechungen, die sich bei der Widerstandsmessung dann jeweils ergeben, können als Grundlage einer Therapie herangezogen werden, die die umfassende Regeneration und Heilung des Körpers möglich macht.

2.2 Die Gewinnung und Versendung der Blutprobe

Eine Blutprobe wird dem Patienten entnommen (vorzugsweise als kleiner Tropfen am Ohrläppchen) und auf ein neutrales Filterpapier aufgebracht, um abschließend separat in eine Tüte verschlossen zu werden, die für den Versand an das Labor geeignet ist. Der Elektromagnetische Bluttest ist sowohl mit frischem als auch mit getrocknetem Blut grundsätzlich ohne Beschränkung seines Alters möglich.

Die Tüte mit dem Filterpapier, das Träger der Blutprobe ist, wird zusammen mit bestimmten Informationen über den Patienten an das Testlabor versandt. Dazu gehören Informationen über bestimmte Beschwerden des Patienten ebenso wie gegebenenfalls die über seine Wohn-, Arbeits- und Lebenssituation. Diese können im Verlauf einer Testreihe wichtige Anhaltspunkte für zusätzliche Einzeltests geben.

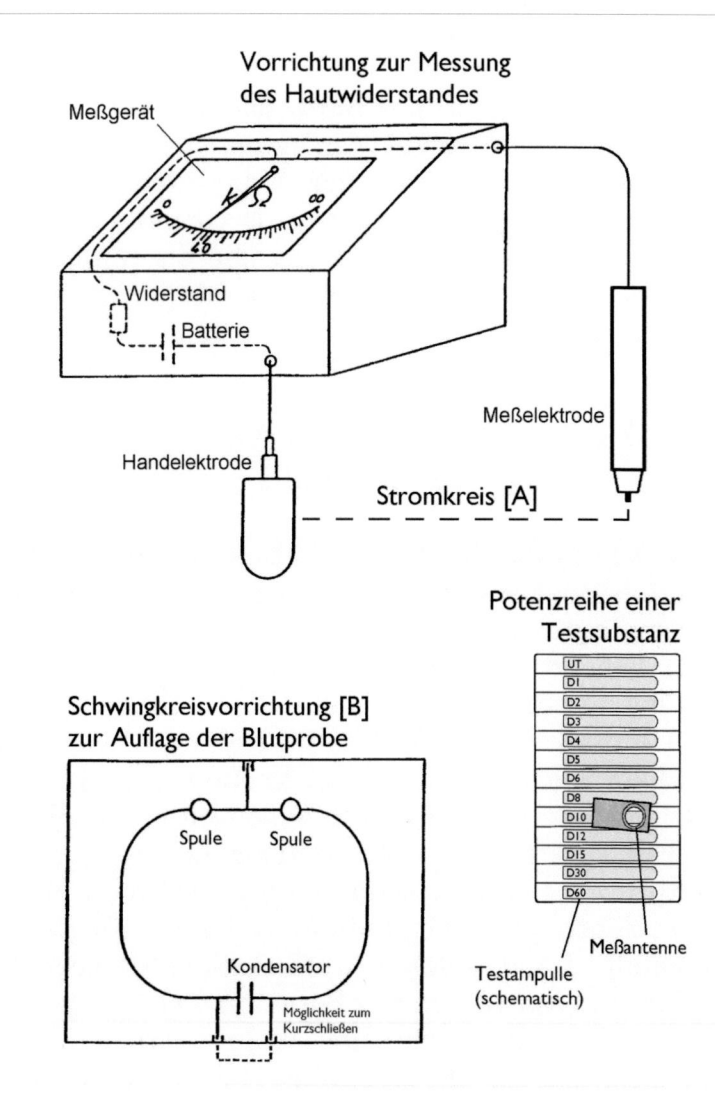

Abbildung 1: Die Testvorrichtung für den Elektromagnetischen Bluttest in schematischer Darstellung

Die Testvorrichtung für den Elektromagnetischen Bluttest

Das Bild zeigt den grundsätzlichen Aufbau der Messvorrichtung für den Elektromagnetischen Bluttest.

- Schwingkreisvorrichtung (links unten): Die zu untersuchende Blutprobe wird auf die Schwingkreisvorrichtung gelegt, in der sich ein geschlossener elektrischer Schwingkreis [B] befindet.

- Testsubstanzen (rechts unten): Der Schwingkreis vermittelt bzw. verstärkt die gegebenenfalls vorliegende Resonanz der Blutprobe zu einer Testsubstanz, die über eine Messantenne eingekoppelt wird. Auf dieselbe Weise wird auch die Ansprache der Blutprobe auf verträgliche Medikamente getestet.

- Widerstandsmessung (oben): Die Ansprache der Blutprobe auf eine bestimmte Testsubstanz wird durch die Testperson angezeigt, falls eine Normalisierung ihres Hautwiderstandes (vgl. Kapitel 2.4) gemessen wird.

Um die Änderung bzw. Normalisierung des Hautwiderstandes mit dem Widerstandsmessgerät (links oben) messen zu können, hält die testende Person die Handelektrode in der einen Hand und schließt den Stromkreis [A], indem die Spitze der Messelektrode in ausreichender Stärke auf einen bestimmten Akupunkturpunkt der anderen Hand gedrückt wird.

Das Ausmaß des Druckes wird systematisch über eine Druckmessvorrichtung kontrolliert, die in die Messelektrode integriert ist und mit optischen Anzeigeelementen verbunden ist (im Bild nicht wiedergegeben).

Die Testsubstanzen liegen als Potenzreihen aus Proben gesunden Gewebes bzw. aus Toxinen vor. So können in feiner Abstimmung mögliche Entsprechungen zu Art und Ausmaß von Organerkrankungen und toxischen Belastungen ermittelt werden. Die Eignung einzelner Medikamente wird auf die gleiche Weise überprüft. Zusätzliche Geräteeigenschaften, die eine Batterietestung etc. ermöglichen, sind in dem Bild nicht wiedergegeben.

Die Bilder für Schwingkreisvorrichtung und Widerstandsmessgerät wurden einer Patentschrift von Dr. Dieter Aschoff entnommen (DE 28 10 344 C2), wobei die Messelektrode hier vereinfacht wiedergegeben wird. Die mit der Patentschrift verbundenen Schutzrechte wurden 1996 aufgegeben.

2.3 Die Testvorrichtung
im Labor

Die Testvorrichtung des Labors besteht aus folgenden Geräten bzw. Materialien:

- Vorrichtung zur Messung des Hautwiderstandes der Testperson, bestehend aus einem batteriebetriebenen Widerstandsmessgerät, das mit einem Ohmschen Widerstand, mit einer Handelektrode aus Messing und mit einer speziell konstruierten Messelektrode elektrisch in Reihe geschaltet ist (siehe Abbildung 1, Seite 24 oben). Diese Vorrichtung wird im folgenden als Stromkreis [A] bezeichnet. Widerstandsmessgerät und Ohmscher Widerstand sind in die Testvorrichtung eingebaut, während die beiden Elektroden über Kabel nach außen geführt sind.
- Schwingkreisvorrichtung, die einen in sich geschlossenen elektromagnetischen Schwingkreis (1 Kondensator und 2 Spulen) enthält (siehe Abbildung 1, Seite 24 unten links). Diese wird im folgenden als Schwingkreis [B] bezeichnet. Auf dieser Vorrichtung wird das Filterpapier mit der Blutprobe in einer bestimmten Weise für die Durchführung der Testreihe platziert.
- Sammlung an Testsubstanzen, die jeweils in einer Potenzreihe vorliegen und entweder die menschlichen Organe oder ihre Beeinträchtigung durch Toxine betreffen.

Zusätzlich liegen dem Labor sämtliche relevanten Medikamente[4] vor, um sie im einzelnen auf ihre therapeutische Eignung für den betreffenden Patienten austesten zu können.

Die Testsubstanzen bzw. Medikamente werden mit der Blutprobe gekoppelt, indem eine Messantenne aus Messing von einer weiteren Person über jeweils eine Ampulle aus der Potenzreihe bzw. das fragliche Medikament gehalten wird (siehe Abbildung 1, Seite 24 unten rechts).

2.4 Die Nullmessung an der Testperson und der Eingangstest mit der Blutprobe

Für die Inbetriebnahme der gesamten Vorrichtung wird eine Nullmessung ohne aufgelegte Blutprobe und ohne eingekoppelte Testsubstanz durchgeführt. Es soll dadurch überprüft werden, ob der Hautwiderstand der testenden Person auf allen relevanten Akupunkturpunkten innerhalb eines Normalbereiches[5] bleibt. Sonst ist eine Messung mit aufgelegter Blutprobe durch die betreffende Person nicht verwertbar. Die Durchführung einer solchen Messung wird in Abschnitt 2.5 beschrieben.

---

4   Bestand an bewährten naturheilkundlichen Medikamenten, der laufend entsprechend den Erfahrungen der Therapeuten angepasst wird.

5   Die Messvorrichtung ist durch den integrierten Ohmschen Widerstandes so ausgelegt, dass der Normalwert vorzugsweise bei 40 $k\Omega$ liegt.

Danach wird bestimmt, wo die Blutprobe auf der Schwingkreisvorrichtung für die nachfolgenden Messungen platziert werden muss. Unterschieden wird dabei eine Platzierung entweder a) über den beiden Spulen oder aber b) über dem Kondensator des Schwingkreises [B]. Diejenige Platzierung wird nun gewählt, bei der es – noch ohne Einkoppelung irgendeiner Testsubstanz bzw. eines Medikamentes – zu einer generellen Abweichung des Hautwiderstandes der Testperson von dem zuvor bestätigten Normalwert kommt. Diese eingangs ausgemessene Position gibt auch Aufschluss darüber, ob das Blut „elektrisch" oder „magnetisch" ist. Ein Blut wird als elektrisch bezeichnet, wenn seine Platzierung über den Kondensatoren zu der Abweichung des Hautwiderstandes der Testperson führt, magnetisch hingegen, wenn dies bei einer Platzierung über den Spulen geschieht.

Elektrisches Blut ist im allgemeinen ein Hinweis auf Fremdeinwirkungen chemischer, elektromagnetischer oder geopathogener (Erdstrahlen) Natur, denen der Patient zur Zeit der Blutentnahme dauerhaft ausgesetzt gewesen ist. Umgekehrt muss eine Blutprobe der Testperson selber magnetisch und der Testplatz frei von geopathogenen Einwirkungen sein, um den Test bestimmungsgemäß durchführen zu können. Der Erfolg der Therapie ist auch davon abhängig, dass Ursachen, die zu dem elektrischen Blut des Patienten geführt haben, erkannt und beseitigt werden können.

2.5 Die prinzipielle Durchführung eines Testes

Für einen Test auf Resonanz zwischen aufgelegter Blutprobe und einer Testsubstanz, die über die Messantenne eingekoppelt ist, muss der Hautwiderstand der Testperson gemessen werden. Diese Messung wird ausgeführt, indem die Testperson die Handelektrode aus Messing mit der einen Hand festhält und der Stromkreis [A] dann geschlossen wird, indem die Messelektrode auf einen der relevanten Akupunkturpunkte ihrer anderen Hand gesetzt wird. In der Regel führt die Testperson diesen Test selber aktiv durch. Dazu hält sie beide Elektroden in der einen Hand und schließt dann eigenhändig den Stromkreis [A] durch Aufsetzen der Messelektrode auf den betreffenden Akupunkturpunkt ihrer freien anderen Hand.

Das Testergebnis besteht in einer „ja/nein Entscheidung", ob nämlich eine Entsprechung bzw. Resonanz zwischen der Blutprobe und der eingekoppelten Testsubstanz (oder Medikament) vorliegt oder nicht. Von einer Resonanz wird gesprochen, wenn das Widerstandsmessgerät eine Normalisierung des Hautwiderstandes anzeigt, welcher ansonsten ohne eingekoppelte Testsubstanz (oder Medikament) aufgrund der speziellen Platzierung der Blutprobe auf der Schwingkreisvorrichtung generell außerhalb des Normalbereiches gemessen wird. Die Grundzüge der Interpretation eines solchen Testergebnisses werden in Kapitel 3.3 beschrieben.

Ein positives Testergebnis wird dokumentiert durch die Angabe der Testsubstanz und der jeweiligen Potenzstufe, bei der die Resonanz festgestellt wurde. Bei dem Organtest wird das Organ direkt benannt, beim Test auf Toxine der belastende Stoff. Ein negatives Testergebnis – wenn also in keiner Potenz eine Resonanz zwischen der Blutprobe und einer bestimmten Testsubstanz gefunden wurde – wird durch eine Null (Ø) angezeigt und beinhaltet die wichtige Aussage, dass keinerlei derartige Beeinträchtigung bzw. Belastung vorliegt. Die Durchführung der Testreihen für Organe bzw. Toxine und die abschließende Bestimmung günstiger Medikamente wird in den folgenden drei Abschnitten (2.6 bis 2.8) beschrieben.

2.6 Die Testreihe „Organe"

Das Testlabor verfügt über eine Sammlung von Testsubstanzen, die aus Proben gesunden Gewebes aller vorkommenden Organe gewonnen wurden. Diese Testsubstanzen liegen jeweils in einer Potenzreihe vor (ähnlich wie sie für homöopathische Mittel ausgeführt wird). Die herangezogenen Potenzstufen liegen zwischen den Werten UT und D60. Die Angabe „D60" bedeutet, dass die Urtinktur[6] (UT) des betreffenden Stoffes 60 mal auf 1/10 potenziert wurde.

Das Ausmaß der ermittelten Erkrankung bzw. Belastung eines Organs hängt direkt mit der jeweiligen Potenzstufe der Testsubstanz zusammen, die positiv ausgetestet worden ist. Die Organbeeinträchtigung ist nämlich um so schwächer, je höher die ausgetestete Potenzstufe der Testsubstanz ausfällt. Das kann folgendermaßen verstanden werden: Je schwächer das Organ des Patienten, von dem die Blutprobe stammt, beeinträchtigt ist, desto schwächer (oder weniger „stofflich") muss auch die Information aus der Testsubstanz vorliegen, um die Normalisierung der Hautwiderstandes der Testperson während eines Messvorganges hervorzurufen. Die positiv getesteten Ampullen zur Testung auf Organschwächen bzw. -belastungen enthalten Informationen, die der Patient in seinem gegenwärtigen Zustand zu seiner Heilung umsetzen kann. Das Gleiche gilt natürlich auch für die positiv getesteten Medikamente.

Die Unterscheidung zwischen Zellfunktionsschwäche bzw. Zellmembranstörung bei Organbeeinträchtigungen kann getroffen werden, indem die Organtestsubstanz alleine oder aber gemeinsam mit einem Präparat eingekoppelt wird, das selber aus einem Gewebe mit Zellmembranstörungen gewonnen wurde. Im Hinblick auf Zellfunktionsschwächen können Stadien oberhalb D15 gegebenenfalls als unwesentlich angesehen werden, wäh-

---

6 Siehe auch die Erklärungen im Glossar für „Urtinktur" und „Potenzierung".

rend Zellmembranstörungen in allen Stadien be-
achtet bzw. behandelt werden müssen (siehe dazu
das Kapitel 3.3 und speziell die Tabelle in Abbildung 4 auf Seite 42).

Graduelle Beeinträchtigungen des Zellstoffwechsels werden als Zellfunktionsschwäche zusam-
mengefasst. Die mehr oder weniger ausgeprägte
Neigung der Zellen eines Organs, in ihrer Arbeit
und Vermehrung von der bestimmungsgemäßen
Funktion abzuweichen, wird hingegen als Zellmembranstörung bezeichnet. Auf dem Testbogen
werden Zellmembranstörungen für gewöhnlich mit
einer anderen Farbe (in der Regel als rot) oder auf
andere eindeutige Weise hervorgehoben notiert.

2.7 Die Testreihe
„Toxine"

In ähnlicher Weise wie es zuvor für die Bestimmung der Art des erkrankten Organs und des Gra-
des der Beeinträchtigung seiner Funktion beschrieben worden ist, können toxische Belastungen her-
ausgefunden werden. Dazu werden nacheinander
Testsubstanzen zur Testung eingekoppelt, die aus
einzelnen Toxinen gewonnen wurden und ebenfalls
in einer Potenzreihe vorliegen müssen.

Unter Toxinen sind keineswegs nur Giftstoffe
zu verstehen, die vom Körper über die Nahrung,
die Atmung, die Haut oder auch die Schleimhaute
aus der Umwelt aufgenommen wurden. Dazu gehören auch die Stoffwechselprodukte, die aufgrund

der Funktionsbeeinträchtigungen einzelner Organe zusätzlich entstanden sind bzw. nicht mehr in ausreichendem Maße abgebaut werden können. Toxine können sich um so stärker und deshalb auch belastender im Organismus anreichern, je schwerwiegender die Organfunktionen im einzelnen geschwächt oder gestört sind. Der Übergang zwischen Toxinen und Allergenen ist fließend.

Das Mittel, das zur Ausleitung einer ermittelten toxischen Belastung führen kann, ist identisch mit der Testsubstanz, die zuvor zur Anzeige der jeweiligen Belastung geführt hat. So, wie die Testsubstanz eine Normalisierung des Hautwiderstandes der Testperson vermittelt hat, so kann sie erfahrungsgemäß auch zur Ausleitung des fraglichen Stoffes bei dem Patienten beitragen. Dieser Vorgang der Ausleitung der Toxine wird durch bestimmte Medikamente aber auch beispielsweise durch Fußreflexzonentherapie gezielt unterstützt.

2.8 Die Bestimmung der anzuwendenden Medikamente

Zusätzlich zu der Art und dem Grad einer Organschwäche werden diejenigen Medikamente bestimmt, die die Wiederherstellung der gesunden Organfunktionen durch gezielte Stärkung der Zellen unterstützen können. Ob ein organspezifisches Medikament optimal für den jeweiligen Patienten ist, wird überprüft, indem das Medikament genauso wie eine der Testsubstanzen über die Messantenne eingekoppelt wird. Dabei muss die Blutprobe ebenfalls auf dem Schwingkreis aufgelegt sein.

Wenn dabei eine Normalisierung des Hautwiderstandes der Testperson gemessen wird, dann kann das Medikament als geeignet für den Patienten betrachtet werden. Auch bei den Medikamenten wird der Zusammenhang zwischen der Normalisierung des Hautwiderstandes der Testperson und der Unterstützung der Regeneration des jeweiligen Organs des Patienten erfahrungsgemäß bestätigt und deshalb therapeutisch ausgenützt.

Für die Behandlung vorgefundener Zellmembranstörungen werden naturheilkundliche Medikamente verschrieben, die nach gesicherter Erfahrung am effektivsten zu einer Ausheilung beitragen. Solche langjährigen Erfahrungen basieren auf einer systematischen Auswertung der Basis- und Kontrolltests, die jeweils über den Fortschritt einer Heilung Aufschluss geben können. Darüber hinaus ist es von großer Bedeutung, die Regeneration der Organe und die Ausleitung der Toxine nicht nur über die Verabreichung der entsprechenden Mittel zu unterstützen, sondern auch medikamentös und gegebenenfalls durch Einhaltung einer Diät.

3. Die Bedeutung des Testes für die Therapie

3.1 Die verschiedenen diagnostischen Möglichkeiten

Für die Gestaltung einer Heilbehandlung ist es erforderlich, möglichst detaillierte Informationen über den Zustand des Patienten zu erlangen. Zu diesem Zwecke werden in der Regel folgende diagnostische Möglichkeiten genutzt:

1. Anamnese im Gespräch,
2. Persönliches Eingehen auf den Menschen und das Erfassen seines Zustandes,
3. Augenscheinnahme von Haut, Gesicht und Körperhaltung,
4. Abtasten und Abhören bestimmter Körperregionen,
5. Ertasten der Organe an ihren Reflexzonen am Fuß,
6. Systematische Kenntnis vom Zustand der Organe durch den Elektromagnetischen Bluttest.

Während die Reflexzonentherapie die Möglichkeit bietet, über das Ertasten der Reflexzonen am Fuß oder auch an der Hand den augenblicklichen Zustand des entsprechenden Organs und seine Reaktionsfähigkeit auf therapeutische Maßnahmen zu erfassen, zeichnet der Elektromagnetische Bluttest ein umfassendes Bild von dem Gesamtzustand des Körpers. So können sich kurz-, mittel- und längerfristig ansetzende diagnostische Methoden bei der Gestaltung und Kontrolle der Therapie ergänzen.

Die Punkte 1) bis 5) werden hier jedoch nicht näher betrachtet. Das bliebe einem Buch vorbehalten, das näher auf einzelne therapeutische Maßnahmen eingeht. In dieser Broschüre geht es vorrangig um die ausführliche Darstellung des Elektromagnetischen Bluttestes, der außerhalb der Praxis in einem der dafür eingerichteten Labors durchgeführt wird.

3.2 Die Darstellung der Ergebnisse aus dem Elektromagnetischen Bluttest

Die Darstellung der Ergebnisse aus dem Elektromagnetischen Bluttest orientiert sich sowohl an den Bedürfnissen des Therapeuten als auch an denen des Patienten. Die Verwendung von Fachausdrücken für die Organe und die Toxine nützt der Therapeut für die eindeutige Zuordnung und Vergleichbarkeit der Testergebnisse im Sinne der Physiologie. Die Gruppierung der Ergebnisse aus den entsprechenden Testreihen im „Testbogen" (Abbildung 2 auf Seite 38) wird aber nach Funktionsgruppen einzelner Organe vorgenommen, die der Patient gut nachvollziehen kann. Die Angabe der ausgetesteten Medikamente einschließlich der Ein-

nahmehinweise auf dem „Medikamentenbogen"
(Abbildung 3 auf Seite 39) ist direkt auf das Informationsbedürfnis des Patienten abgestellt. Der
Testbogen (Abbildung 2 auf Seite 38) enthält im
einzelnen:

• Aufführung der ausgetesteten Funktionsschwächen bzw. Zellmembranstörungen einzelner Organe und ihr jeweiliges Ausmaß
(Spalten 2 bis 5). Die Organe sind auf dem
Testbogen im wesentlichen bereits aufgeführt,
so dass jeweils nur noch die eventuell gefundene Belastungshöhe (von UT bis herunter zu
D60) bzw. ein negativer Befund (Ø) eingetragen wird.
• Aufführung der ausgetesteten toxischen Belastungen und ihr jeweiliges Ausmaß (Spalte 1
etc.). Die durchführbaren Testreihen für toxische Belastungen umfassen wesentlich mehr
Möglichkeiten als die für die Organschwächen.
Deshalb sind nur die am häufigsten ausgetesteten Stoffe vorgedruckt, während weitere individuelle Belastungsarten in der Regel hinzugefügt werden müssen.
• Die Testsubstanz einer spezifischen Potenz, die
zur Ermittlung einer bestimmten toxischen
Belastung herangezogen wird, dient zugleich
auch als Mittel zur Ausleitung bzw. Verarbeitung dieser stofflichen Belastung. Die Medikamente, die die Überwindung der Organschwächen des Patienten optimal unterstützen, werden dagegen stets einzeln ausgetestet und

Elektromagnetische Blutuntersuchung

Name: _____ Behandler: _____ Datum: _____

Blut: _____ Stoffwechselstörung: _____ Lymphe: _____

Dieser Test ist ein hilfsdiagnostisches Mittel und erhebt keinen Anspruch auf Wissenschaftlichkeit

Toxische Belastung:

A4	Staphylococc.
A17	Staph. koag.
A26	Staph. aureus
A5	Streptococc.
A29	Strept. viridans
A30	Strept. haem.
A1	Pyrogenium
A15	Pyrog. suis
A16	Pyrog. ex ovo
A18	Pyrog. Salzw./F.
A19	Pyrog. Süßw./F.
A20	Pyrog. crustac.
A32	Pyrog. avis
A37	Aflatoxin
A3/E1	Medorrh./Lues
B1	B. Coli
B31/TR135	Salmonellen
B12/B13	Oxyuren/Ascarid.
B19	Enterococc.
C3/C16	Pneumococc./M.
C4	Pertussinum
F1	Diphterinum
F2	Scharlach
F8	Mumps/Parotitis
F9	Pfeiff. Drüsenfieb.
F17	Röteln
F19	Listeriose
F4	Masern/Morb.
F55	Zeckenbißfieber
N20	Monila alb.
P1	Penicillin
P5	Cortison
STO1	Cholesterin
STO4	Harnsäure
STO8	Histamin
TR35	FSME
TR18/TR145	Campylobact.
TR131	Caesium
HM131	Strontium
TR136	IgE
	Sepsis lenta
S13	Serotonin
S8	Hyaluronidase

Oberbauch:
Pankreas ___ · Duct. Panc. ___ · Ves. fellea ___ · Duct. chol. ___ · Hepar ___ · Duct. hep ___ · Lien/Milz ___

Blase - Niere:
Ren dex. ___ · Ren sin. ___ · Pyelon ___ · Ureter ___ · Vesica urin ___ · Urethra ___

Herz:
Cor dex. ___ · Cor sin. ___ · Myocard ___ · Endocard ___ · Aort. C. ___ · Av. Kn. ___

Magen - Darm:
Ventriculus ___ · Vent. scirrh. ___ · Cardia ___ · Pylorus ___ · Dünndarm ___ · Coecum ___ · Colon asc. ___ · Colon desc. ___ · Sigmoid ___ · Rektum ___

Lunge - Bronchien:
Pulmo dex. ___ · Pulmo sin. ___ · Bronchien ___ · Pleura ___ · Trachea ___

Drüsen:
Thyreoidea ___ · Parathyreo. ___ · Neurohypophyse ___ · Adenohypoph. ___ · Epiphyse ___ · Gl. supraren ___ · Gl. cortex ___ · Thymus ___

Kopf - Stirn:
Sinus front. ___ · Sinus max. ___ · Tonsillen ___ · Tub. auditiva ___ · Hirnstamm ___ · Cerebrum ___ · Cerebellum ___

Gelenke:
Art. humeri ___ · Art. cubiti ___ · Art. coxae ___ · Art. genus ___ · Rheuma ___ · Myositis ___ · Polyarth. ___ · Arth. urica ___ · Osteoporose ___

Leukosen:
Lymph. Leukose ___ · Blast. Leukose ___ · Myelo. Leukose ___ · M.blast. Leukaem. ___ · Ly.gran.matose ___ · Chondro S. ___ · Fibro S. ___ · Melano S. ___ · Lympho S. ___ · Mamma S. ___

Spez. Frau:
Mamma scirrh. ___ · Mamma dex. ___ · Mamma sin. ___ · Ovar dex. ___ · Ovar sin. ___ · Endometrium ___ · Tuba uterina ___ · Uterus ___ · Vagina ___ · Portio/Cervix ___ · Polyp/Myom ___ · Adenom/Cervix ___ · Plattenephitel ___

Spez. Mann:
Prostata ___ · Testes ___ · Seminom ___ · Plattenephitel ___ · Urethra a./p. ___

Die Angabe der Werte für die Belastung erfolgt im Bereich der grau hinterlegten Felder ▓ (Beispiel):

Organ I _____ D12 ("blau")
Organ II _____ (D15) ("rot")

Medikamententest: _____

_____

_____

_____

Bitte zugehörigen Medikamentenbogen beachten!

Abbildung 2: Das Formular für den Elektromagnetischen Bluttest, der sich in der Spalte ganz links auf häufig ausgetestete Toxine bezieht und ansonsten die Organe des Menschen nach Funktionen bzw. nach Bereichen sortiert aufführt.

Medikamententest

Nachfolgend finden Sie Ihre Verordnungen - bitte befolgen Sie diese genau - ändern Sie bitte die Mengenangaben niemals selbst - geben Sie keine Medikamente an andere Personen weiter. Durch die gleichzeitige Einnahme von starken allopathischen Mitteln kann das Gelingen der Therapie gefährdet werden. Eventuelle Klärung mit dem jeweiligen Behandler ist erforderlich. Sämtliche Medikamente sind an Ihrem Blut getestet.

Name: _____   Datum: _____

Medikament	Einnahme(n) / Injektion(en)			Besonderheiten
	MORGENS	MITTAGS	ABENDS	
Medikament A				
Medikament B				
Medikament C				
Medikament D				Eine halbe Stunde vor dem Essen unter die Zunge tropfen
Medikament E				▫ nicht sofort schlucken
Medikament F				▫ nicht mit Metall in Berührung bringen (Plastiklöffel)
Medikament G				▫ unverdünnt und einzeln einnehmen
Medikament H				
Medikament I				
Medikament J				
Medikament K				
				☐ Nieren-, Blasentee
				☐ Leber-, Gallentee
				☐ Lapachotee
				☐ Grüner Hafertee
Medikament L				

Während der Behandlungsdauer mit o.g. Medikamenten ist es erforderlich, nachfolgende Diät einzuhalten:

Verboten: Zucker und Zuckerprodukte (Schokolade, Eis, Limonade, Kuchen usw.), Schwein, harte Alkoholika.

Spezielle Verbote: roher Knoblauch, rohe Zwiebeln, Hülsenfrüchte, Vollkornbrot, Kohl, Sauerkraut, Paprika, Aubergine, Steinobst, Ananas, saure Früchte, geräucherte und auf Holzkohle gegrillte Nahrungsmittel.

Erlaubt: Weißmehlprodukte (Brötchen, Nudeln, Mischbrot usw.), milchsaure Produkte (Käse, Joghurt, Quark usw.), Sahne, kaltgepreßte Öle, Kartoffeln, Reis, Salat, Gemüse, Fisch, Rind, Kalb, Geflügel, Honig, Fruchtzucker, Süßstoff, Banane, Melone, süße Äpfel, Erdbeeren, Himbeeren, Wein, Sekt, Bier (ein Glas).

Abbildung 3: Der Elektromagnetische Bluttest umfasst auch die Testung organspezifischer Medikamente. Die Ausleitung der Toxine sowie die Regeneration der Organe sollte durch die Einhaltung einer Diät unterstützt werden.

deshalb am Ende des Testbogens gesondert aufgeführt.

- Unter Umständen erfolgt auch die Angabe momentan wirksamer Allergene und jeweils anzuwendender Stoffe, die den Patienten bei der Normalisierung der Reaktion auf die Allergene unterstützen. Dabei ist der Übergang zwischen Toxinen und Allergenen durchaus fließend (siehe Kapitel 2.7), so dass eine sinnvolle Unterscheidung nicht unbedingt vorgenommen werden kann.

Der Medikamentenbogen (Abbildung 3 auf Seite 39) enthält eine Aufführung aller ausgetesteten bzw. vom Therapeuten noch zusätzlich verschriebenen Medikamente zusammen mit genauen Einnahmehinweisen. Ein Teil der aufgeführten Medikamente kommt relativ häufig zum Einsatz und ist deshalb vorgedruckt.

Die Hinweise zur Gestaltung der Ernährung während der Behandlungsdauer, die auf dem Medikamentenbogen ebenfalls aufgeführt werden, haben eine ähnlich grundlegende Bedeutung für den Heilungsprozess wie die verschriebenen Medikamente. Nahrungsmittel bilden die absolute Grundlage des Stoffwechsels und ihre Auswahl hat in dieser Phase besonderen Anteil an der Fähigkeit zur Ausleitung toxischer Belastungen und zur schnellen Regeneration der betroffenen Organe. Deshalb wird bei jeder Besprechung eines Befundes gesondert auf eine individuell gegebenenfalls notwendige Diät eingegangen.

3.3 Die Interpretation der Ergebnisse aus dem Elektromagnetischen Bluttest

Das Testergebnis für ein einzelnes Organ sollte nie für sich, sondern immer im Zusammenhang mit den Ergebnissen für andere Organe gesehen werden, mit denen es in einem Funktionszusammenhang steht. Dennoch gilt, dass vorgefundene Zellmembranstörungen unabhängig von ihrem Ausmaß und ihren Bezügen zu anderen Organen eine systematische Ausheilung verlangen, d.h. ihre intensive Behandlung bis zum Übergang in Zellfunktionsschwächen.

Dabei gilt für den Wertebereich von UT, D1 und D2, dass eine zusätzliche klinische Kontrolle unbedingt angeraten ist, da hier so rapide Veränderungen − zumal auf der Ebene der Gewebestruktur und -zusammensetzung − vonstatten gehen können, dass weitere, schnelle und auf dieser Ebene effektive Diagnosemittel hinzugezogen werden müssen. Für den Bereich D3 bis D6 kann nach Maßgabe des vorliegenden Falles ähnliches gelten. Eine angemessene Differenzierung in der Therapie und der Kontrolle bei vorgefundenen Zellmembranstörungen in Abhängigkeit von dem ermittelten Grad ihres Auftretens wird in der Tabelle in Abbildung 4 (Seite 42) aufgeführt.

Organe mit Zellfunktionsschwächen sollten um so dringlicher behandelt werden, je umfangreicher sich Störungen in verschiedenen, miteinander in Wechselwirkung stehenden Organen abgezeichnet

Zustand »Potenz[1]«	Zellmembranstörung »rot«	Zellfunktionsschwäche »blau«
UT	Behandlung des Zustandes akuter, gefährlicher Zellmembranstörung im Organ nur mit zusätzlicher klinischer Kontrolle	akut und gefährlich geschwächter Zustand des Organs
D1		
D2		
D3	gezielte Behandlung des Zustandes chronischer Zellmembranstörung im Organ mit intensiver Überwachung, evtl. mit zusätzlicher klinischer Kontrolle	akut bis chronisch geschwächter Zustand des Organs
D4		
D5		
D6		
D8	gezielte Behandlung des mittleren Zustandes der Zellmembranstörung im Organ mit intensiver Überwachung	Zustand mittlerer Schwäche des Organs
D10		
D12		
D15	Behandlung des leichten Zustandes der Zellmembranstörung im Organ bis zum Übergang auf „blauen" Wert (Zellfunktionsschwäche)	Zustand leichter Schwäche des Organs
D30		
D60		

[1] UT = Urtinktur bzw. Urzustand der zur Testung herangezogenen Substanz, D = Maßstab für die Potenzierung der zur Testung herangezogenen Substanz (D8 bedeutet: 8 mal auf 1/10 potenziert)

Abbildung 4: Anhaltspunkte zur Interpretation der Befunde für organische Belastungen.

Zustand »Potenz[1]«	Toxine	Allergene
UT		
D1		
D2		
D3	massiv destruktive Belastung	massiv destruktive Belastung
D4		
D5		
D6		
D8		
D10	latent destruktive Belastung	latent destruktive Belastung
D12		
D15		
D30	leicht bis schwach destruktive Belastung	leicht bis schwach destruktive Belastung
D60		

[1] UT = Urtinktur bzw. Urzustand der zur Testung herangezogenen Substanz, D = Maßstab für die Potenzierung der zur Testung herangezogenen Substanz (D8 bedeutet: 8 mal auf 1/10 potenziert)

Abbildung 5: Anhaltspunkte zur Interpretation der Befunde für toxische und allergene Belastungen.

haben. Die Breite der Beeinträchtigungen ist von ebenso großer Bedeutung wie das jeweilige Ausmaß im einzelnen. Krankheit spiegelt sich in der Regel in einer Beeinträchtigung mehrerer Organe wieder und von daher ist eine entsprechend breit angelegte Therapie ohnehin angezeigt.

Toxische Belastungen gehen Hand in Hand mit Organbeeinträchtigungen, denn diese können sowohl Resultat als auch Ursache von Funktionsschwächen der Organe sein. Ihre systematische Ausleitung ist eine der wichtigsten Voraussetzungen für die Ausheilung der beeinträchtigten Organe. Oftmals spiegeln sich einzelne Organbeeinträchtigungen in der gemeinsamen Anwesenheit bestimmter toxischer Belastungen wieder. Ihre Ausleitung ist deshalb in Teilen immer notwendig und unabhängig von dem Ausmaß der Belastung im einzelnen stets hilfreich. Die Tabelle in Abbildung 5 (Seite 43) gibt Anhaltspunkte für die Bewertung einzelner Belastungen, ohne eine Betrachtung der Gesamtheit der Belastung ersetzen oder eine Strategie zu ihrer Ausleitung daraus ableiten zu können.

Der Elektromagnetische Bluttest macht auch eine Unterscheidung möglich, ob das Blut des Patienten „magnetisch" oder „elektrisch" ist. Elektrisches Blut ist grundsätzlich ein Hinweis auf belastende Fremdeinwirkungen chemischer, elektromagnetischer oder geopathogener (Erdstrahlen) Natur. Ihre Erkennung und systematische Ausschaltung ist von grundlegender Bedeutung für den Erfolg der Therapie.

3.4 Die Arbeit des Therapeuten mit dem Elektromagnetischen Bluttest

Mit seinem detaillierten Informationsangebot kann der Elektromagnetische Bluttest dem Behandler bei der Gestaltung einer effektiven und zielgerichteten Therapie dienen. Das Therapieziel ist die dauerhafte Ausheilung aller Organe des Patienten. Diese Ausheilung wird durch unterschiedliche Maßnahmen angeregt und unterstützt. Die beiden wichtigsten, die sich direkt aus den Ergebnissen des Elektromagnetischen Bluttestes ableiten, sind:

1. Ausleitung aller gefundenen Stoffe, die die Harmonie der Organe in sich und untereinander stören, durch Verabreichung entsprechender Mittel,
2. Regeneration der Organfunktionen mit Hilfe derjenigen Arzneimittel, die sich als optimal für die Behandlung der vorliegenden Organschwächen erwiesen haben und die mit dem Befinden des Patienten harmonieren.

Um die Ausleitung der Toxine zusätzlich anzustoßen und aufrechtzuerhalten und um auch die Organfunktionen gezielt anzuregen, kann insbesondere die Fußreflexzonentherapie eingesetzt werden. Sie ermöglicht sowohl eine Stimulierung als auch eine Stabilisierung aller Organe. Für den Patienten spiegelt sich dieser Vorgang auch im Wandel des Erlebnisses seiner Umwelt wider. Viele Patienten nutzen zusätzlich die Möglichkeit, die Ansprache ihres gesundenden Körpers im Rahmen von Entspannungsübungen besser zu verstehen und ihn durch einen bewussteren Umgang mit ihrer Lebenswelt zu unterstützen. Diese Entspannungsübungen lehre ich als Meditation, die auf übergeordnete Weise zur Heilung beiträgt und sie sogar steuert. Ich bezeichne Meditation als das Training eines bewussten Umgangs mit feinstofflichen Energien, deren Quelle im Menschen liegt.

Der Behandler ist grundsätzlich in der Lage, dem Patienten auf der Basis der Ergebnisse aus dem Elektromagnetischen Bluttest und im Rahmen seiner weitergehenden Behandlungsweise einen schnellen und effektiven Weg zur Heilung zu eröffnen. Die vorgeschlagene Therapie erhält durch den ersten Bluttest, auch „Basistest" genannt, eine komplette, detaillierte Informationsgrundlage, die die organischen Wechselbezüge berücksichtigt und deshalb auch eine grundlegende Heilung einleiten lässt. Sie sollte bei allen neuen Patienten durchgeführt werden.

In der Regel wird nach rund 8 Wochen – je nach Intensität und Dauer der Behandlung, bei kritischen Erkrankungen unter Umständen auch in einem kürzeren Intervall – ein entsprechender „Kontrolltest" vorgeschlagen. Dadurch werden bestimmte Organe erneut getestet und eine Neuaufnahme der toxischen Belastung durchgeführt, da die Ausleitung bestimmter Stoffe dynamisch rückwirkt und zum Nachweis einzelner bislang verdeckt gewesener oder erst jetzt sich einstellender Folgebelastungen führen kann.

3.5 Die Zusammenarbeit mit dem Labor

Das Labor, das den Elektromagnetischen Bluttest durchführt, spiegelt den Ausgangszustand und den Heilungsprozess des Patienten neutral wider. Dafür sorgt die Einhaltung bestimmter Regeln, die als Voraussetzung für die Vergleichbarkeit und die Reproduzierbarkeit der Testergebnisse betrachtet werden können und in Kapitel 2.4 beschrieben worden sind.

Nach langjährigem Einsatz des Elektromagnetischen Bluttestes hat sich eine bewährte Praxis bei der Durchführung und bei der Interpretation der Basis- und Kontrolltests herausgebildet. Die Labors arbeiten unabhängig von Einzeluntersuchungen ständig an der besten Zuordnung von Heilmitteln zu Organerkrankungen und an einer Ergänzung der zur Testung zur Verfügung stehenden Toxinsubstanzen und Medikamente.

4. Das ganzheitliche Verständnis der Testmethode

4.1 Der Elektromagnetismus als Botschafter zwischen feinstofflichen Ebenen

Die Bezeichnung „Elektromagnetischer Bluttest" geht auf die Verwendung elektromagnetisch wirksamer Hilfsmittel bei dem Bluttest zurück: So wird die Resonanz zwischen Blutprobe und Testsubstanz durch die Hinzunahme eines elektromagnetischen Schwingkreises vermittelt. Und die Indikation dieser Resonanz, die Änderung des Hautwiderstandes einer Testperson, wird mit einem elektrischen Messgerät (Ohmmeter) festgestellt. Der gesamte Testablauf erschließt sich jedoch erst dann, wenn die feinstoffliche Vermittlung der Reaktion der Testperson auf das Informationsfeld, das von Blutprobe und Testsubstanz erstellt wird, berücksichtigt wird. Das soll in den folgenden Abschnitten näher betrachtet werden.

Die Erfahrung hat gezeigt, dass es ohne den Einsatz eines elektromagnetischen Schwingkreises zu keiner systematisch auswertbaren Resonanz zwischen der Blutprobe und der Testsubstanz kommt. Eine weitere Voraussetzung für die Durchführbarkeit des Testes wird durch die Nullmessung sichergestellt, bei der der Hautwiderstand der

Testperson über alle relevanten Akupunkturpunk-te einer Hand innerhalb eines Normbereiches lie-gen muss, solange noch keine Blutprobe zur Tes-tung eingekoppelt ist. Diese Voraussetzung kann zu Beginn und unter Umständen auch wiederholt während einer Testreihe überprüft und bestätigt werden (siehe Kapitel 2.4). Die sorgfältige Einhal-tung dieser Randbedingung begründet die Repro-duzierbarkeit der Testergebnisse in allen Labors, die nach einem einheitlichen, hier beschriebenen Verfahren arbeiten. Die Bezeichnung des Bluttes-tes als „elektromagnetisch" leitet sich also davon ab,

1. wie eine Resonanz zwischen Blutprobe und Testsubstanz vermittelt (Schwingkreis) und
2. wie die Indikation dieser Resonanz über die Testperson gemessen (Widerstandsmessgerät)

wird. Die Aussendung gespeicherter Informationen durch die Blutprobe und die Entgegennahme die-ser Informationen durch die Testperson spielt sich dagegen nicht nur auf elektromagnetischer Ebene ab. Wesentliche Anteile des Vorgangs vollziehen sich auf feinstofflicher Ebene, dort nämlich, wo in der Blutprobe Informationen über vorhandene Organschwächen bzw. -belastungen komplett vor-liegen.

4.2 Die feinstofflichen Ebenen

Die Tragweite dieser Differenzierung in den Wechselwirkungsebenen für den Elektromagnetischen Bluttest wird deutlich, wenn an die grundlegende Erkenntnis des Heilwesens erinnert wird, dass Heilung eine Angelegenheit von Körper, Seele und Geist des Kranken ist und damit stets auch feinstoffliche Dimensionen betrifft.

Krankheit ist stofflicher Ausdruck einer Disharmonie zwischen dem Bewusstsein und der Seele eines Menschen. Es kann zu einer Krankheit nur kommen, weil der Mensch die Impulse seiner Seele zuvor nicht ausreichend wahrgenommen und verstanden hat. Heilung kann sich dann einstellen, wenn der Wahrnehmung dieser seelischen Impulse wieder ausreichend Raum gegeben wird. Dabei erschließen sie sich nur auf feinstofflicher Ebene, über ein Empfinden und eine Wahrnehmung, die gar nicht immer vollständig in das Wachbewusstsein hineinwirken müssen. Umgekehrt beginnt eine Krankheit sich auch zuerst auf feinstofflicher Ebene abzuzeichnen, ohne dass bereits unmittelbar eine entsprechende Prägung auf der organischen Ebene ausgelöst wird.

Auf einer höheren, feinstofflichen Ebene existiert bei jedem Menschen vollständiges Wissen darüber, was Gesundheit ist und wo der eigene Körper in welcher Weise von dieser abweicht. Jede Zelle seines Körpers und insbesondere jede Zelle, die in der Blutprobe vorliegt, hat Bezug zu diesem Wissen und wahrt diesen Bezug auch über ihren organischen Zerfall hinaus. Deshalb kann die Testperson über diese Ebene entsprechende Informationen entgegennehmen. dass sich ihr Hautwiderstand bei dieser Entgegennahme signifikant und messbar ändert, ist ein begrüßenswerter Begleitumstand, der die Feststellung und Dokumentation des Testergebnisses beschleunigt und unmittelbar reproduzierbar macht. Der Zeigerausschlag des Widerstandsmessgerätes ist eine Begleiterscheinung feinstofflicher Kommunikation der Testperson mit der Blutprobe, die auf elektromagnetischer Ebene eine Ausrichtung über die Resonanz mit der Testsubstanz bekommen hat. Leider ist es bisher noch nicht gelungen, die energetische und informelle Wechselwirkung der Testperson mit der Blutprobe durch einen Apparat vornehmen zu lassen, um auf diese Weise die sehr zeitintensive Messprozedur zu vereinfachen und auch zu beschleunigen.

4.3 Das Wissen über Heilung

Ein kranker Körper ist nicht wie eine defekte Maschine, die nur von außen repariert d.h. in ihren ursprünglichen Zustand zurückversetzt werden kann. Das Wissen um das Ziel und den Weg von Heilung ist bei dem kranken Menschen immer selber vorhanden. Krankheit ist eine Aufforderung, dieses Wissen zu entdecken und zu nutzen, denn es entschlüsselt dem Bewusstsein zugleich den Weg zur Aussöhnung mit seiner Seele.

An dieses Wissen erhält die Testperson im Rahmen des Elektromagnetischen Bluttestes einen Anschluss und gibt Informationen über organische Schwächen und Belastungen an den Patienten zurück. Damit hält dieser Wissen in Händen, das ihm von allein bewusst nicht zur Verfügung gestanden hat, obwohl es vollständig in ihm vorhanden ist.

Eine Therapie ist deshalb auch keine „Reparatur" sondern eine Sammlung von Wegweisern für Physis und Psyche des Patienten, wie dieser Weg der Heilung offengelegt und durchschritten werden kann. Innerhalb des Höheren Bewusstseins eines Menschen ist dieses Wissen immer vollständig vorhanden. Therapeutische Maßnahmen sollen deshalb den Patienten auch darin unterstützen, die Anteile seines Höheren Bewusstseins zu entdecken, die um diesen angemessenen, heilen Zustand seines Körpers und den Weg dorthin wissen.

5. Die Entdeckung und Entwicklung der Testmethode

5.1 Die Anfänge

Der Elektromagnetische Bluttest wurde erstmals 1953 von dem Wuppertaler Arzt Dr. Dieter Aschoff praktiziert. Dabei diente ein Rutengänger als Indikator für die beschriebene Resonanz zwischen der Blutprobe und den Organ- bzw. Toxintestsubstanzen. 1976 stellte Dr. Aschoff dann fest, dass auch die Messung des Hautwiderstandes über Akupunkturpunkte an der Hand einer anwesenden Person dieselbe Indikatorfunktion spielen kann. Dr. Aschoff war ein Pionier, der die Voraussetzungen für die Durchführung und die Reproduzierbarkeit dieses Testes ausgearbeitet hat, und der damit indirekt auch an der Entwicklung anderer, teilweise eng verwandter Diagnose- und Therapieverfahren beteiligt gewesen ist.

Diese Testmethode kann grundsätzlich alle Organe des menschlichen Körpers erfassen und macht eine bedeutsame Differenzierung in der Art ihrer Beeinträchtigung möglich[7]. Bald nach Bekanntschaft mit dieser Methode begann ich in Zusammenarbeit mit mehreren Labors, eine praktika-

---

7   Siehe Kapitel 2.7 (Die Testreihe „Organe"), in dem die
    Differenzierung der Organbeeinträchtigungen in
    Zellfunktionsschwäche bzw. Zellmembranstörung erläutert wird.

ble Vorgehensweise für eine tiefgehende und umfassende Testung zu erarbeiten. Heute können sich Behandler im deutschsprachigen Raum auf mehrere Labors stützen, die methodisch so vorgehen, wie es in dieser Broschüre beschrieben wird.

5.2 Einige andere Methoden

Für den europäischen Raum haben beispielsweise auch die Elektroakupunktur nach Voll (EAV), die Elektroakupunktur nach Croon (Elektroneuraldiagnostik) und die Bioresonanztherapie nach Morell und Rasche (BRT) große Bedeutung erlangt. Aus Japan kennt man auch die Ryodoraku-Methode nach Nakatani und die AMI-Methode nach Motoyama.

Grundsätzlich beruhen alle diese Diagnose-Verfahren darauf, den elektrischen Hautwiderstand mit Hilfe eines Gleich- oder Wechselstromkreises schwacher Intensität zu messen. Dieser wird vorzugsweise über Akupunkturpunkte[8] aber auch über Meridianpunkte des Patienten geleitet. Aus der Abweichung vom Normalwert und der Beziehung des jeweiligen Messpunktes zu den Organen werden Rückschlüsse auf spezifische Erkrankungen gezogen. Teilweise werden diese Messungen auch unter Einbeziehung bestimmter Testampullen durchgeführt, um zusätzlich eine Aussage über die

---

8   Das Thema „Akupunktur" wird im nächsten Abschnitt kurz
     aufgegriffen.

Beziehung des Körpers zu dem jeweils in der Testampulle enthaltenen Stoff zu erhalten.

In der Bioresonanztherapie (BRT) wird das Verfahren auch therapeutisch ausgelegt, indem umgekehrt Wechselspannungsfelder schwacher Intensität gezielt auf der Haut des Patienten angelegt werden. Weiterhin ist bekannt, dass sich die Hautwiderstandswerte nicht nur in Abhängigkeit von dem gesundheitlichen Zustand des Körpers einstellen, sondern auch eine Veränderung infolge des Einflusses von Erdstrahlen erfahren können.

5.3 Die Berührungspunkte zu anderen Forschungsgebieten

Die Methode der Akupunktur hat wichtige Impulse bei der Entwicklung des Elektromagnetischen Bluttestes gegeben. Sie ist eine traditionelle Heilmethode in der chinesischen Medizin und hat zum Ziel, die Balance der Lebensenergie Chi in den einzelnen Organen zu unterstützen. Dies geschieht durch unterschiedlich tiefe Punktierung genau beschriebener Hautbereiche, von denen mehre hundert aufgezählt werden und die untereinander über Meridiane verbunden sind.

Diese Methode wurde im 17. Jahrhundert im Zuge des beginnenden Handels mit Ostasien auch in Europa bekannt. In Deutschland wurde 1951 die „Deutsche Ärztegesellschaft für Akupunktur" gegründet. Sie ist eine der Plattformen, auf denen sich der Elektromagnetische Bluttest sowie die anderen bereits erwähnten Diagnose- und Therapieverfahren entwickelt haben.

Besondere Impulse bei der naturwissenschaftlichen Analyse von Funktion und Aufgabe der Akupunkturmeridiane und -punkte gehen von der Biophotonenforschung aus, die die permanente Emission elektromagnetischer Lichtquanten („Biophotonen") in biologischen Systemen untersucht. Die Biophotonenforschung erklärt die Akupunkturmeridiane als Knotenlinien eines ausgedehnten dreidimensionalen Feldes stehender elektromagnetischer Wellen im Körper. Diese Meridiane bildeten gewissermaßen eine Informationsbasis und ein Informationsleitsystem für die verschiedenen Organe und Organsysteme des Körpers. Die Akupunkturpunkte entstünden dabei aus Feldamplitudenmaxima bei der Interferenz dieser stehenden elektromagnetischen Wellen.

Als entscheidend für das Verständnis der Physis des Menschen wird von dieser Forschung angesehen, dass die Steuerungsfunktionen im Körper nicht von biochemischen Regelkreisen, sondern dem übergeordnet von elektromagnetischen Regelkreisen jenes Lichtkörpers ausgeübt würden.

5.4 Die Naturwissenschaft als Teil unseres Wissens über das Leben

Von naturwissenschaftlicher Seite aus betrachtet zeichnet sich eine Hierarchie in der Regulierung der Körper- bzw. Organfunktionen ab, die sich vom makrostofflichen über den mikrochemischen letztlich in den übergeordneten elektromagnetischen Bereich hinein zu erstrecken scheint. Eine Grenze der Erkenntnis ist damit nicht gegeben, denn diese elektromagnetische Ebene ist nicht mit dem identisch, was als Seele die Wesensgrundlage des Menschen ausmacht. Diese Ebene darf vielmehr als Transmitter zwischen der menschlichen Seele und dem physischen Körper verstanden werden. So wird es aber auch vorstellbar, dass sich in der messbaren Erfahrungswelt eine Hierarchie der Funktionsebenen enthüllen lässt, die über die Wirkungsebene des Elektromagnetismus noch hinausreicht.

6. Glossar

Innerhalb der folgenden Sammlung von Erläuterungen kommen auch Begriffe vor, denen ein ⇧Pfeil vorangestellt ist. Solche Begriffe werden in diesem Glossar ebenfalls separat aufgeführt und erläutert.

□ *Diagnostik*: Dieser Begriff bezeichnet die Lehre bzw. die Fähigkeit, ⇧Krankheit richtig zu erkennen und geht auf das griechische *diágnosi* (unterscheidende Beurteilung, Erkenntnis) zurück. Im weiteren Sinne wird mit der richtigen Erkenntnis von ⇧Krankheit auch die Kenntnis derjenigen Maßnahmen verbunden, die dazu dienen sollen, diese Krankheit zu überwinden.

□ *Elektromagnetismus*: Eine Erscheinungsform von ⇧Energie in der Natur. Elektromagnetische Energie wird in unterschiedlich wahrnehmbaren bzw. messbaren Formen übertragen: Wärmestrahlung, sichtbares Licht, Radiowellen, Röntgenstrahlen, Biophotonen etc.. Bei der Übertragung elektromagnetischer Energie sind stets elektrische und magnetische Felder miteinander gekoppelt.

□ *Energie*: Unter naturwissenschaftlichem Gesichtspunkt ein Maß für die Fähigkeit, Arbeit in unterschiedlichen Formen auszuführen, unter übergeordnetem Gesichtspunkt jeglicher ⇧stoffliche und ⇧feinstoffliche Ausdruck eines geistigen Prinzips.

▫ *feinstofflich*: Wenn vorausgesetzt wird, dass die Existenz der stofflichen oder auch materiellen Welt aus einer geistigen Aktivität folgt, dann ist es sinnvoll, Wirkungen, die von Materie ausgehen, von denen zu unterscheiden, die sich aus geistiger Aktivität ergeben. Letztere sind es, die als feinstofflich oder auch als feinstoffliche Energie bezeichnet werden.

▫ *Fließgleichgewicht*: siehe ⇧Homöostase und ⇧Regelkreis.

▫ *Fußreflexzonentherapie*: Ausnahmslos jedes ⇧Organ bietet ⇧Reflexzonen am Fuß dar, die dem Therapeuten Informationen über das Organ zu vermitteln vermögen, und ihm zugleich die Möglichkeit geben, auf das ⇧Organ anregend oder beruhigend einzuwirken. Vielfach ist diese Art der Behandlung eine entscheidende Hilfsmaßnahme, dass ⇧Toxine ausgeschieden werden und die medikamentös unterstützte Zellregenerierung in effektiver Weise stattfinden kann.

▫ *Heilung*: Prozess der Veränderung eines Menschen, der ihn seinem Heilsein entgegenbringt. Unter Heilsein kann die vollständige Klärung physischer und psychischer Speicherungen und Belastungen verstanden werden. Die Abgrenzung zu Gesundheit vollzieht sich deshalb auch über den Grad an Bewusstsein, das über zurückliegende Ursachen für eine Belastung oder Krankheit herrscht.

□ *Homöopathie*: Homöopathische ⇧Diagnose und ⇧Therapie, wie sie von Samuel Hahnemann im 19. Jahrhundert grundlegend beschrieben wurde, begreift den menschlichen Körper als einen umfassenden Organismus, und seinen krankhaften Zustand als Abweichung vom Zustand der Gesundheit, der mit mechanischen oder chemischen Eingriffen nicht wirklich grundlegend wiederhergestellt werden kann. Die klassische Homöopathie befolgt vier fundamentale Regeln: die Ähnlichkeitsregeln, nach der „Gleiches mit Gleichem" zu kurieren sei, die Potenzierungs- sowie Behandlungsregel und das grundsätzlich jeweils nur ein Mittel zur Anwendung kommen soll.

□ *Homöostase*: Bedeutet das Fließgleichgewicht (dynamisches Gleichgewicht) für die physiologischen Körperfunktionen, insbesondere Körpertemperatur, Wasser- und Elektrolythaushalt, Druck und pH-Wert des Blutes. Dieses Fließgleichgewicht wird im Rahmen eines umfassenden ⇧Regelkreises u.a. durch das Hormon- und Nervensystem aufrechterhalten, und steht in engem Zusammenhang mit dem Wirken der Psyche.

□ *Immunsystem*: Regulationsebene des Körpers, welche organische und anorganische Schadstoffe (⇧Toxine) bzw. schädliche Mikroorganismen im Körper neutralisiert bzw. verarbeitet und entweder dem ⇧Stoffwechsel zuführt, über das Lymphsystem ausscheidet oder aber diese gar nicht erst zur Auswirkung kommen lässt.

□ *Krankheit*: Krankheit lässt sich als Resultat eines längeren Prozesses begreifen, in dem sich das innere Gleichgewicht des Körpers solange und soweit verschoben hat, dass die bestimmungsgemäße Funktion des Körpers im allgemeinen und einzelner Organe im besonderen nicht mehr möglich ist. Ohne die Berücksichtigung der Wechselwirkung von Psyche und Physis des Menschen kann eine Behandlung von Krankheit nicht gezielt zur ⇧Heilung führen.

□ *Meditation*: Training eines bewussten Umgangs mit ⇧feinstofflichen ⇧Energien, deren Quelle im Menschen liegt. Dadurch wird die Kontrolle von Gedanken, Gefühlen und körperlichen Reaktionen möglich und eine Grundvoraussetzung für die Freiheit und Unabhängigkeit des Menschen geschaffen.

□ *Organ*: Zell- und Gewebeverband innerhalb des menschlichen Körpers oder Organismus, der eine Funktion für die Entwicklung und Erhaltung des Körpers ausübt, welche der Zellfunktion selber übergeordnet ist. Zu den Organen werden deshalb nicht nur die Funktionseinheiten gezählt, die für den ⇧Stoffwechsel, die Verdauung und das ⇧Immunsystem zuständig sind, sondern beispielsweise auch Muskeln, Nerven und Drüsen.

▫ *Organismus*: Gesamtes System der ⇧Organe eines pflanzlichen oder tierischen Lebewesens, das mit dem Zusammenwirken der einzelnen ⇧Organe zur Ausübung von Funktionen fähig wird, die denen einzelner Organe übergeordnet sind.

▫ *Physiologie*: Lehre von den Lebensvorgängen, unter naturwissenschaftlichem Gesichtspunkt vor allem die Lehre von den physikalischen Funktionen des Organismus bzw. der einzelnen Organe für sich und der energetisch-stofflichen Wechselbeziehungen untereinander und zur Umwelt.

▫ *Potenzierung*: Mit der Potenzierung einer ⇧Urtinktur durch fortschreitendes Verdünnen mit Wasser bzw. mit einer wässrigen Natriumchloridlösung o.Ä. und jeweils anschließendem Verschütteln werden Informationen bezüglich der Stoffe aus der ⇧Urtinktur schrittweise aufbereitet.

▫ *Reflexzonen*: Jeder Bereich im Körper, insbesondere jedes ⇧Organ, weist einen abbildungsgetreuen Reflexbereich in den Füßen aber auch in den Händen auf. Dieses vollständige dreidimensionale Abbild des ganzen Körpers in den Füßen bzw. Händen ermöglicht es, durch manuelles Einwirken auf die Oberfläche eines Reflexbereiches (⇧Fußreflexzonentherapie), den sogenannten Fuß- bzw. Handreflexzonen, umgekehrt auch einen Reiz auf die betreffende Körperregion bzw. auf das Organ auszuüben. Dieser Reiz kann anregend (tonisierend) oder beruhigend (sedierend) ausgeführt werden und wirkt sich stets auch auf die betreffenden ⇧Stoffwechselfunktionen aus.

□ *Regelkreis*: Bezeichnung für ein Funktionssystem, das einen vorgegebenen Zustand (Soll) erreichen bzw. einhalten soll und dazu Abweichungen von dem Sollzustand (meist permanent oder aber in regelmäßigen Abständen) feststellen und in seinem Verhalten so berücksichtigen kann, dass es seinen Istzustand diesem Sollzustand wieder annähert.

□ *Therapie*: Dieser Begriff bezeichnet Kranken- oder Heilbehandlungen, die einer dauerhaften Wiederherstellung der Gesundheit dienen. Er ist dem griechischen *therapeia* (das Dienen, Dienst, Pflege) entlehnt.

□ *Toxine*: Bezeichnung für Stoffe im Körper, die den ⇧Stoffwechsel behindern bzw. nachhaltig aus dem Gleichgewicht bringen. Sie können sowohl endogenen (intern erzeugt) als auch exogenen (von außen stammend) Ursprungs sein.

□ *stofflich*: siehe ⇧feinstofflich.

□ *Stoffwechsel*: Bezeichnung für sämtliche Vorgänge der Stoffumwandlung auf ⇧zellularer Ebene, in Abgrenzung zur Verdauung, die ausschließlich in den entsprechenden Organen des Verdauungstraktes stattfindet.

- *Urtinktur*: Aufbereitung beispielsweise von Gewebeproben oder auch anderen Stoffen ohne jegliche Verdünnung und Verschüttelung (⇧Potenzierung).

- *Zelle*: Matthias Schleiden und Theodor Schwann entdeckten 1839, dass das Wachstum und der Fortbestand aller Lebewesen – egal ob pflanzlich oder tierisch – auf einem gemeinsamen Prinzip beruht: dem Prinzip lebender Zellen und des dynamischen Fortbestandes ihrer Art infolge unaufhörlichen Teilens und Absterbens. Die Entwicklung und der Fortbestand eines Zellenverbandes, (⇧Organ) der als Ganzes übergeordnete Funktionen ausübt, beruht auf Regulationsvorgängen, die denen des Fortbestandes einer Zellenart übergeordnet ist und ⇧feinstofflichen Ursprungs ist.

- *Zellmembran*: Bei dem Elektromagnetischen Bluttest kann zwischen Zellfunktionsschwächen und Zellmembranstörungen unterschieden werden. Die Zellmembran entscheidet im wahrsten Sinne des Wortes, welche Stoffe in die Zelle eintreten und welche Stoffe sie verlassen dürfen. Dabei ist diese Zellmembran kein passives Filter, das wie eine Art Netz die Stoffe lediglich nach Größe oder Form sortiert. Vielmehr sortiert die Zellmembran die Ein- und Ausgangsströme nach dem Bedarf der Zelle und ist demnach in ihrer Arbeit mit der gesamten Zellorganisation aufs Engste verknüpft. Die Qualität der Arbeit der Zellmembran ist also eindeutiger

Indikator für die Funktion und Ausrichtung der Zelle selber. Wo die Zellmembran gestört ist, dort erfüllt die Zelle ihre Aufgabe nicht mehr bestimmungsgemäß und wird sowohl ihre Umgebung als auch sich selber nachteilig beeinflussen. Das kann einen grundlegenden Unterschied zur Funktionsschwächung bedeuten, die womöglich nur eine graduelle und auch relativ rasch rücknehmbare Beeinträchtigung des optimalen ⇧Fließgleichgewichtes hervorruft.

7. Einige Hinweise zur Literatur

Die in dieser Broschüre vorgelegten Beschreibungen und Informationen beruhen vor allem auf langjährigen eigenen Erfahrungen mit der Praxis des Elektromagnetischen Bluttestes. Unabhängig davon möchte ich auf einige Schriften von Dr. Dieter Aschoff, dem Begründer dieses Testverfahrens, hinweisen. Diese sind teilweise vergriffen, können jedoch in verschiedenen Bibliotheken eingesehen werden:

▫ Dieter Aschoff (Aufsatzsammlung, ca. 1977):
„Die elektromagnetischen Kraftfelder in ihrer diagnostischen und therapeutischen Bedeutung (Vortrag 1954)" / „Sekundenphänomenartige Heilerfolge mit homöopathischen Hochpotenzen nach radiästhetischer Testung (Vortrag 1956)" / „ Biologisch - Radiästhetische Diagnostik in der ärztlichen Praxis (Vortrag 1956)"; Paffrath-Druck KG Abt. Verlag, Remscheid

▫ Dieter Aschoff (Aufsatzsammlung, [4]1980):
„Elektromagnetische Eigenschaft des Blutes durch Reizzonen meßbar verändert (Vortrag 1978)" / „Der elektromagnetische Bluttest (Vortrag 1978)" / „Neue Erfahrungen und Beobachtungen mit dem elektromagnetischen Bluttest nach Aschoff (Vortrag Dr. Rothdach 1979)"; Paffrath-Druck KG Abt. Verlag, Remscheid

Einen ersten Einblick in verwandte Diagnoseverfahren gibt beispielsweise:

□ Hans Brügemann u.a. ([4]1996, Herausgeber): „Bicom Resonanz-Therapie (BRT). Eine neue, zukunftsweisende Therapieform mit ultrafeinen Körperenergien" (Bd. 1), Karl F. Haug Verlag, Heidelberg (ISBN 3-7760-1552-7)

Die verschiedenen Theorien über den Zusammenhang ganzheitlicher Diagnose- und Therapieverfahren mit verschiedenen modernen naturwissenschaftlichen Theorien beschreibt:

□ Marco Bischof ([6]1995): „Biophotonen. Das Licht in unseren Zellen", Zweitausendeins Buchversand (ISBN 3-86150-095-7)

Auf die Bedeutung seelischer Aspekte für die Erkrankung wie für die Gesundung des Körpers gehe ich insbesondere im 7. Kapitel meines folgenden Buches ein:

□ Yashi Kunz (2008): „Phänomen Heilung", Lightball Media Verlag (ISBN 978-3-939895-03-9)

Eine Beschreibung der von mir aufgenommenen Meditations-CDs finden Sie auf den Internetseiten des Lightball Media Verlags:

□ www.lightball-media.de

8. Über die Autorin

Yashi Kunz (geboren 1946) arbeitet seit 1978 als Heilpraktikerin in Berlin. Ihre Arbeit umfasst die heilpraktische Behandlung von Patienten und deren Unterweisung in die Praxis der Meditation, um Wege zur Selbstheilung zu eröffnen.